INDEX

Introduction	**2-3**
Puzzles	**4-103**
Solutions	**104-128**

INTRODUCTION

Sudoku is a number placing puzzle based on a 9x9 grid with given numbers, and the object is to place the numbers 1 to 9 in the empty squares so that EACH row, EACH column and EACH 3x3 block contains the same number only once, as is shown in the example on the next page:

6	3	8	5	4	1	2	7	9
1	4	7	6	2	9	5	3	8
2	9	5	7	3	8	4	1	6
9	5	4	2	7	3	8	6	1
8	7	1	9	6	4	3	2	5
3	2	6	1	8	5	9	4	7
7	8	3	4	5	6	1	9	2
4	6	9	8	1	2	7	5	3
5	1	2	3	9	7	6	8	4

Please spare a few minutes to REVIEW THIS BOOK on Amazon if you enjoy the puzzles.

#1

5	3						6	9
		2	6	1	5	7		3
	7				9			
8			9					5
			1					4
			5	4	2			
7					1		9	
2	4				3			
9	8			2			3	

Solution on page 104

#2

					5		1	
		7	9					
2	9	3		1		4		
4				5	2		9	3
			6	9	8			
		9	4					
1			5		9	8		
	6						2	
9				2		1	5	

Solution on page 104

#3

		6					3	
4			8				2	
2				4			1	9
	6		3	5	1	7	4	
	3				4			
	2			6	8	3	5	
5					3	2		
		8						3
	9	2				1		8

Solution on page 104

#4

1	8		4		5			
	7		9			1		
6			1				4	9
						6	7	1
8		7		4	1		3	
2		6					5	8
		1						5
4	9				7	8		3

Solution on page 104

#5

1							2	4
				4	3			8
	7		2		8			
			4	5			9	3
2	9		7	3	1		8	6
		2		1	7	8		
		3			4	7	1	
7		4						5

Solution on page 105

#6

	1	5	9	8				
4	7		6	5		8		
6				4		7	9	
	9	3		1	8			
		4			3	9	2	8
	8		4					
	6		1	3				
			5		9	6	1	

Solution on page 105

#7

	3			7	9	5		
		8		4		1		6
						4		
		9					6	
8		4		9			1	
		6		8				
	4		3				9	
	9	2	7				5	3
7	8		9		5	6		

Solution on page 105

#8

6						4	1	9
			5		4	7		
			6		1			
8	7		3		5	9	6	
	3		4				7	2
	9		8		2			
	1	4						5
9			2	5	6	1		7
							9	

Solution on page 105

#9

	4	9		2				6
	6	7			9		2	5
	5	2	1				9	7
7		3		4	6			
4					7	9		
			9		3		7	
9	3	6						
		1						
							8	9

Solution on page 106

#10

		4	7			5		
3				4			1	
	1				2		4	
1		8				9		4
4		3	2					8
		9		3				
	8		6			2		
7					5	8	9	
5		2	1					

Solution on page 106

#11

			8					4
6	2			5			3	
	9				3		6	
5	1			3	7	6		9
3			9					1
	8	6		1		3		
		3					9	6
					8	7		
		9	6			2	1	3

Solution on page 106

#12

		7				4	5	
5	9					2	6	7
2	4			9	5		8	1
		3	5	7	6		4	
		5		1	2			
					3		2	
	5					6	9	
			2					3
6		9	3				1	2

Solution on page 106

#13

	1	6		4				
7							9	
			3				4	2
					5	3	6	9
				8	2	4		
6				1		8	2	
		7	8		1	5	3	
		8				9		
4	5	3						

Solution on page 107

#14

7		2						
				4				
	6		1		7	8		
3	2	4		5	8	6		
	8					9		
6		5		7				
		8			2			7
2		3	5		6			
	1				9			2

Solution on page 107

#15

			2					5
	9							
4		8	5	1				
8	3		9	5	1		2	
		9				5	1	3
5		1	3			8	7	9
				2			4	
							5	1
	8	4		6			9	

Solution on page 107

#16

	5	8		7				
1			8	9	6	2	3	
			2				8	
	2	6					9	
		3		8	7	5	2	
		5	1					3
			4	5			1	8
	3						6	
	9	4						

Solution on page 107

#17

		7					4	3
2		9	5		3		7	6
	6					9		
				3				9
3	2			5			6	8
			6			5	3	
	3	4		2				1
6	1		3		5	4		
	9		1					

Solution on page 108

#18

		2			4	7		
1			3				6	4
3	7		5	6				
					1	5		
		7						
	2			4		1	8	
	8	5	9		3	6		
9	4	1				3	2	
		3			2			

Solution on page 108

#19

	2	5	1			4		
	7			9	5	8		2
					2			3
3		7			9		5	4
1		2					6	9
	6						2	
	9			4	7	6		8
			9		1			

Solution on page 108

#20

3	7						9	
8	4							
9	2					4	1	
			7		3			
			2		8	9		
5		7	1				4	
	1			7	2	8		
6		8		1	9			2
		2	8			1		4

Solution on page 108

#21

6	2	7						
	5		6		2			
					7			
3	6		5		1	8		2
				6				3
1		2			4		6	9
8				4	6			7
7	4		9				1	
				8			3	

Solution on page 109

#22

	9		8				2	
				1	9			
7	4			2			1	
			4	8			5	7
				3				1
6		7		9		8		2
1			7				9	5
								8
		5				1	3	6

Solution on page 109

#23

						2		
9			7		2		4	1
5	8		1					9
8	1	5	4			7		
	6			5				
		7	6	1		4	9	
		8	9			1		2
1	9			2		8		
							6	

Solution on page 109

#24

	8	1		9	4	6		
6		7						1
		4				3		
				4			7	
5					7	9		
				3	1	8		2
				7	2		5	9
	7		4	5				8
2					8		3	

Solution on page 109

#25

3				2	8	4	9	1
9		2				7		
				6	5		3	8
			6		1			
								4
8	1			5		9		2
		8		7		3	4	
	3		4					
5							8	

Solution on page 110

#26

				2		8	3	
5			4		8	7	6	
8	9	7	6				4	2
					4	2	9	7
4	8	5			2			
7	2				3		5	
9			3		5			
	1							
				4				

Solution on page 110

#27

				7		3		4
						1		
					1		2	
	2	4				6		
		6	9	8				3
8	5			1	2		9	
				5	7	8	3	6
6						7	4	
	7		8				1	

Solution on page 110

#28

		2		4	9	8		
	9		8	3		6	5	4
		3	7	5		9	2	
9	3	8	4			2		
				7		1		
							3	
5								
				6		7		2
	7	6		8			9	

Solution on page 110

#29

3				6	2	9	8	
8	9	2			1	6		
						5		
			9	2	6			4
		8						6
9		4		7				
		3					7	
				8		1	2	5
	8	5		1	4			

Solution on page 111

#30

5							8	1
4		8		3		5		
		6					7	
			3		2	7	4	6
		9			5	2	1	8
					1			5
1		7	4			8		
			2		3			
3	2			7				

Solution on page 111

#31

			2		1	3		
2			4	5	7			
	9	7				2		
4	1			2				6
6		8	9	3		5		2
		9			6			3
		2	1				3	5
		1		4		8	7	
	4					6		

Solution on page 111

#32

7	6			1				8
3		4					5	
			9			7	6	3
	7					5	1	
				4				
2	1	9	7			4		
				2	1	8		
	4		5	8	3			2
1			4	9				5

Solution on page 111

#33

	6	4	3				1	
1		2		9				
						2		8
3		1	7	6	8	4		
							8	
	2		5	4	1	6		
			8			3	5	
						9	4	
5	1					8		

Solution on page 112

#34

	3				1			2
1		7				5		
		8		9	7		3	1
		4		1	6			
	2	6						
			8		5		9	4
	5				8	9	4	
7		9		6	3			5
4							1	

Solution on page 112

#35

1	4		8	3		6		
	8	3		6			1	
		7			5	2		8
9						4	6	
	5		2					1
		4						7
			1		6			3
	2			7			4	6
4				2			8	

Solution on page 112

#36

	7							
			9			3	1	2
9		1		5		6		
			6			8		9
	4	6		9				
			4		1	2		6
1				2				
	6	7	5	8				3
5	3		1			4	2	

Solution on page 112

#37

	1						7	
		8					4	
	9			8		1	5	2
	3			4			1	5
2					6			3
6	8			5				
1	6	2		9	5		3	
8				7	3			
3					2		9	

Solution on page 113

#38

8						1		
	5		1			7	3	8
6				8	2			5
	2			3				
		9	6		7	4		3
			5	9				
2	4							
			2	7		3		
			8	6	4		1	7

Solution on page 113

#39

5						2	4	6
	6	8				9	7	
	8	6	1		7	5		
	2			3			8	
			2		6	1		7
		5						3
			3				5	
6		3	5		2			1

Solution on page 113

#40

	3		6	4		8		
	7	8	3				2	
	4			2		7	1	3
9					3			5
3		4	2					
		6			1	2		
	2		1	6		3		
					4		6	
				7				

Solution on page 113

#41

3	4		6		5	7	8	
					8		6	3
			3	4				5
	3			5				
	6						1	7
7		9	1		3			4
	9	6	4					2
2		3		1			4	
4	5		9					

Solution on page 114

#42

							5	3
		4				6		8
7	3					9		
2	6	5	8					9
		3				8		
			9	4	6			2
9					1			6
	5	8			4			
6	1	2	7	9		3		

Solution on page 114

#43

				5	3			2
		6			2			4
	1	4						5
7								
	9	2		8	7			
	3			1			2	
	4	3		9		2		
5	2	7			1	4		6
9				2		1	5	

Solution on page 114

#44

4		2	7	8	6			
1		8		3				
	7	6				4	8	3
8			2				9	
	5		8		9	3		1
			3		7	5	2	
	2	4						
		5		2		9		7
7						8		

Solution on page 114

#45

			6	2		5	8	3
3		8		1			2	
	2	9						
4							9	
		3				2		
6			2	8		4	3	5
			7	6		3	4	2
				4	8			9
	1					6		

Solution on page 115

#46

9	3			2			7	
	7					3		
				1	3	8		2
	6	8					4	9
7		3	8		6			
					2			8
4							2	
6		5		3				
3	2	7		8		9		6

Solution on page 115

#47

6	3		5					
2	8	7			4	3		1
	1	5				4		8
4		8				5		
					6			
	9	2		5	1		7	
	4		2					
8								4
	5		3		7			2

Solution on page 115

#48

3								
	8	9					3	2
5		7				8		4
						5		7
2	3		7			6	1	
1		8		5				3
8	5		2				9	
7	4			1			5	
	9				3			

Solution on page 115

#49

			4					8
3	2		7			6		
		5				4		
	4	9	3			8	6	7
6	8	2		4				
			6		8	2		
1							3	
	7	3			1		8	
4	5				3			9

Solution on page 116

#50

		5			9	1		8
6	3	9	8					2
4								6
			3				6	5
	8	4						3
							9	
8	7	6						4
		2	7	3		5		9
9					4	6	2	

Solution on page 116

#51

9		1		4			3	
	2	3	1		6		5	
4				9		2		
		2				3		
				3				
			9		2			8
5				2				7
2		7		8		4	6	3
	4		3	1			8	

Solution on page 116

#52

4	9	3			1		8	6
								4
			7	4	3		2	
9		1					5	
				2	5	9	7	
		2						
5	8	9				1	6	
2	3		9					
1			5	6				

Solution on page 116

#53

	8	9	7			4		3
	4	1						
			2					
	2	3			6	9	5	
						6		4
	6		9		4		7	
3		2				7	4	8
1	9			8				
		6	4					

Solution on page 117

#54

						7	2	
	8	1		7				
	2					1	5	4
		2	7		6			
					4			2
9				2	3	6		
	1				7	4		
	7	9	2				3	
	5	3		1	8		7	

Solution on page 117

#55

		3		5	2	1	4	
	6			4		7	9	
			3					1
		8		1	9	3		6
9	3		2					5
2	5	4						
						8		
		6	5		4			7

Solution on page 117

#56

	6	2			7		9	
8			2	1				
9				5			7	
	9				2	1	3	
5		8	1	4				
			9					
			5		4	3		
		9	3		8		1	4
	3			2				

Solution on page 117

#57

7						6	9	
	3					1		5
5	9		3	8				2
3	1		8			2	5	6
	8				3			
9		7			5			
				5	8	9		
			9	3				
		9			4		6	1

Solution on page 118

#58

		6	1	8			7	
								5
3	2			9		1		
6		9	4		8		1	
		1		7			4	
	4				9	6		7
	6		8					
			2			8	9	
	1	8	9					3

Solution on page 118

#59

		4				9		2
			2			3		
	5			3				8
3	1			4				9
	9	8						5
4		2		5		6		
		1	7		6	5	8	3
						2	9	
5		6				7		

Solution on page 118

#60

	7			5	9			4
	2					1		5
		8	4					9
3						7	4	8
2		5			3			
		6			4		5	
					2			
4			7		1		8	
8	3	2	6	4			1	

Solution on page 118

#61

9	3				8	6		
	2		4					
	8						5	
			8			5	4	
	9	8			7		1	
	1	4	9	6	5			
	7	2		3			6	
				2	9		8	
3			6	8			2	5

Solution on page 119

#62

		4	7	5				
		8	3	4		2	6	1
			1					
	8							
5	6		4		3	8		
		9	5				1	
				3	1		5	2
4		3				1		
1	9			6			3	

Solution on page 119

#63

			5		2	6		
6	1	7	4		9		8	2
2		5		6	8			
		4						
5	3						2	4
1		8			5		9	
			1			7		8
7						9		6
				5		2	1	

Solution on page 119

#64

					3	2	6	4
		9						
6			7	5		8		
		5					4	
	2			7	6		1	
			8		1			
	5	1		9	7		3	
3		6						
2			1		5	7	8	

Solution on page 119

#65

			8		4	3		
		3	6		1	7	8	
6				9		2	4	
	5	6				4		
4								2
		1	5	4			6	
		7		3				8
		9		6		5		
2			9		5	6	3	

Solution on page 120

#66

9	4			8		6		3
		1					7	
	3	8						
8				3	1			
	5	6		2	8	3		
		3		7		8	1	9
				1	4	5		
	1	5			2			6
	9				6			

Solution on page 120

#67

3		8		5			7	2
	2				8	3		
			3				6	8
2						8	1	5
	9		1	8				7
	4							
1	5						2	4
		2		9				3
7					4	5		

Solution on page 120

#68

	7		6			5		
6				8			9	2
8	3	4		9				7
		8				7	2	
4	6							
	2			3	5	8		
	9		3	2				1
					1	2	7	
1				5			3	

Solution on page 120

#69

9	1			4	2	6		8
4			7				1	2
		2	6				4	
8		5	1		9			6
1				5	7		9	
	2							
				1		9		5
			2	3	8	4		

Solution on page 121

#70

7	3			2				
	8		3			2		
		9					1	
8		2	1					7
	7		6			4		
6					3	5	9	8
3	9	7		6	4			
4					2	6	5	
							3	

Solution on page 121

#71

	3		1			9		
9	4			3				
7			5	9	4			
		1	3		2	8		9
3	2			4	9		6	5
							7	3
6			9		5		3	
	5			1				
		9				5		

Solution on page 121

#72

2			3			1		
		6		1		4		
1		3					9	5
	1		5					2
3	2		8		1			
7				4		9		8
5	8	7			6		4	
			7			6	5	
6								

Solution on page 121

#73

3			5		7			4
		4				6		
7	2	8			4		5	
				9		4	7	
8		9		3	5			
	4			2	6			3
	9	1			2	5		
	8					2	1	
	6		1					

Solution on page 122

#74

3		7	8		1			6
	8	1				4	5	
9	6				4	8		1
1	5							4
	2			4				9
					3		6	
			9					
6	9	4					8	3
		2	4	3			9	

Solution on page 122

#75

	2					1		
4		9	2					
	8					3		
5			1		2	4		
	3			6	5	7	1	8
	1				3			2
		8		4			7	
7		2						9
	4	1	8					3

Solution on page 122

#76

		4	3		1	9		
1	9		4		6		5	
	3				9	4	1	2
			1			6		
					3			
5						8		1
6			8			3		5
		8	2				9	
3		5	9					4

Solution on page 122

#77

			8			6	2	
7				2	4			5
4					5	7	9	
6	5				1	4		
		7						2
			5		9	3		
	3	6					7	8
		8					4	
1		9		8			5	3

Solution on page 123

#78

7	1	9						3
						4		
	8		7	3	6	1	9	
8		6	3	4	5	9		1
					8	3	7	
		5						
6						2		
			2				1	
	5		4	6	7	8	3	9

Solution on page 123

#79

	9	7						1
4		1	6					7
2	8		4					
		4	7	6				3
				4				
7		9	5				4	8
	7			3		9	1	
					2			4
9			1	7			5	

Solution on page 123

#80

3			5		6	7	1	
	8	5	7	3				6
6		7				4		
	4	1		6	9			
8		9	3	1				4
							9	
	6		1	7				
				2	5			1
		8					6	

Solution on page 123

#81

					1	3	9	2
			5	2				
					4	5		
5				9		6		3
							5	
		9			6	1	7	
		2		8				7
9			4		7		3	
	7	8	9	6		4		

Solution on page 124

#82

			2			6		
6	7	8		4				
		4			6			1
		7					3	
9				2	7		5	6
		2	1	3	9	7		
					5		1	
	5	6				3		
4		1	9		3			7

Solution on page 124

#83

1		5	4			8		
			6				9	4
3	4		9			7		
8				4				
7			5				1	
	1		2			6		
			1	6				
				2			4	5
9	5	1		3			7	6

Solution on page 124

#84

		7		4				
			2	3	7		9	6
6						7	4	
		8					1	7
	7		4		8	6		3
1			7	6	9		8	
9	1		5	7	6			
3								
	8				3	4		1

Solution on page 124

#85

1	8	5		7			6	
		7				2	8	
	9	6		5	8	1	7	
5					6	7	2	9
	2				9			
	1							
8			1		2		3	
					5		9	
	5				3		4	2

Solution on page 125

#86

2				9		1		
				2			8	
				5		6		
	2				7	5		8
1	6							7
		3					9	
	7				3			
6	9		1	7		3	5	2
4			5				6	

Solution on page 125

#87

1				9			5	4
	2				4	9		8
9	6		7			3		
	1			3			2	6
						8	4	
						1		7
6	7	1		4		2		
	3					6	8	
		2	6		3	4		

Solution on page 125

#88

6								1
	5		1					4
		2	6	5	9			
1	2	8					7	
	9		8	7		4		
		5		1	2			3
	3						4	
		4	2		3		9	7
					8		2	

Solution on page 125

#89

		7					5	
	8	6					7	
				8	7	9		
	4			6				1
7		2		1	3		4	6
				4		5	2	
4						6	1	
	3		9			2	8	5
5					1			3

Solution on page 126

#90

			5			4	7	
	3					9		
5		9					8	6
7	1			3		8	6	4
	8		6		4		2	
1			4		3			
		8				5	4	
6	9		8		5			7

Solution on page 126

#91

		4	5			3	8	
5	7		3		8			
8			1	9	6			
	9				4		5	
	5	1						8
7		8				2	6	
		7		2			4	5
			7	8		6		9

Solution on page 126

#92

	5	2		6			7	
			2				3	6
			1		4			2
	8					3	9	
		3				7		8
5		7	8		2	1		
4					7	6	1	
			6					3
		1			9		4	7

Solution on page 126

#93

						9		
	3	5	9		6			
4				1			5	
8		2		6			3	
6					3		8	9
5		3	8				7	1
		8		9		3		2
		4	6					
3			1		5			

Solution on page 127

#94

6	2		8				5	
	3					2	9	8
	9		2	1				
				8			4	6
		6	5		2	1		
1		9	4					5
9				4		5		
7					8		1	
	6				1	9		

Solution on page 127

#95

			1		5			
							4	6
	5	8	4	2		1		
	2			3	6		7	
	6	7	2					
			5	7	1			2
1		6						
2		9			8	6		
	8	5	6		4	3		1

Solution on page 127

#96

	5		3	2	7			9
	7		8					
	8		1				3	
6					8	7		5
5						3		4
			5				8	
			4		6	9		3
	4		7				6	
				1	5	2		

Solution on page 127

#97

				3	7	6		8
		4	8	1		3		
8	2			6		9		
				8			9	
3			1		2	4		
		2	9					3
9	4		6		8	7	3	
						8	6	
		5	7	9	3			

Solution on page 128

#98

	8	7			2		9	
				9		2	7	
			5		7		8	
		1	9	2			3	
8			4					
2		6	3		8		1	5
6		8	1					
7			2					
1		5		6	4			9

Solution on page 128

#99

4								
		6		9			5	
1	2			5		6		7
			6			1		3
2				4	3			
6		9				7	2	4
	6			3		9		2
3			9			8	7	
9		1			8			

Solution on page 128

#100

9					5	3		
	1		3	7			4	
							7	
			5		8		9	
4			6	1				3
			4	2		8	1	
7	3			5			8	
	9	5		4	6			
	4			9	3	5		6

Solution on page 128

#1

5	3	8	2	7	4	1	6	9
4	9	2	6	1	5	7	8	3
1	7	6	3	8	9	5	4	2
8	2	4	9	6	7	3	1	5
6	5	7	1	3	8	9	2	4
3	1	9	5	4	2	8	7	6
7	6	3	4	5	1	2	9	8
2	4	1	8	9	3	6	5	7
9	8	5	7	2	6	4	3	1

#2

8	4	6	2	7	5	3	1	9
5	1	7	9	4	3	2	6	8
2	9	3	8	1	6	4	7	5
4	8	1	7	5	2	6	9	3
7	3	2	6	9	8	5	4	1
6	5	9	4	3	1	7	8	2
1	2	4	5	6	9	8	3	7
3	6	5	1	8	7	9	2	4
9	7	8	3	2	4	1	5	6

#3

9	8	6	2	1	7	4	3	5
4	5	1	8	3	9	6	2	7
2	7	3	5	4	6	8	1	9
8	6	9	3	5	1	7	4	2
1	3	5	7	2	4	9	8	6
7	2	4	9	6	8	3	5	1
5	1	7	6	8	3	2	9	4
6	4	8	1	9	2	5	7	3
3	9	2	4	7	5	1	6	8

#4

1	8	9	4	6	5	3	2	7
5	7	4	9	2	3	1	8	6
6	3	2	1	7	8	5	4	9
9	4	3	8	5	2	6	7	1
8	5	7	6	4	1	9	3	2
2	1	6	7	3	9	4	5	8
3	2	8	5	9	6	7	1	4
7	6	1	3	8	4	2	9	5
4	9	5	2	1	7	8	6	3

#5

1	3	8	6	7	5	9	2	4
5	2	9	1	4	3	6	7	8
4	7	6	2	9	8	5	3	1
8	6	7	4	5	2	1	9	3
3	4	1	9	8	6	2	5	7
2	9	5	7	3	1	4	8	6
6	5	2	3	1	7	8	4	9
9	8	3	5	6	4	7	1	2
7	1	4	8	2	9	3	6	5

#6

3	1	5	9	8	7	4	6	2
4	7	9	6	5	2	8	3	1
6	2	8	3	4	1	7	9	5
7	9	3	2	1	8	5	4	6
1	5	4	7	6	3	9	2	8
2	8	6	4	9	5	1	7	3
5	6	7	1	3	4	2	8	9
9	4	1	8	2	6	3	5	7
8	3	2	5	7	9	6	1	4

#7

4	3	1	6	7	9	5	8	2
9	5	8	2	4	3	1	7	6
2	6	7	8	5	1	4	3	9
5	1	9	4	3	7	2	6	8
8	2	4	5	9	6	3	1	7
3	7	6	1	8	2	9	4	5
6	4	5	3	2	8	7	9	1
1	9	2	7	6	4	8	5	3
7	8	3	9	1	5	6	2	4

#8

6	5	8	7	2	3	4	1	9
1	2	9	5	8	4	7	3	6
3	4	7	6	9	1	5	2	8
8	7	2	3	1	5	9	6	4
5	3	1	4	6	9	8	7	2
4	9	6	8	7	2	3	5	1
2	1	4	9	3	7	6	8	5
9	8	3	2	5	6	1	4	7
7	6	5	1	4	8	2	9	3

#9

8	4	9	7	2	5	3	1	6
1	6	7	4	3	9	8	2	5
3	5	2	1	6	8	4	9	7
7	9	3	2	4	6	1	5	8
4	2	8	5	1	7	9	6	3
6	1	5	9	8	3	2	7	4
9	3	6	8	7	2	5	4	1
5	8	1	6	9	4	7	3	2
2	7	4	3	5	1	6	8	9

#10

2	6	4	7	1	3	5	8	9
3	9	5	8	4	6	7	1	2
8	1	7	9	5	2	3	4	6
1	2	8	5	6	7	9	3	4
4	5	3	2	9	1	6	7	8
6	7	9	4	3	8	1	2	5
9	8	1	6	7	4	2	5	3
7	4	6	3	2	5	8	9	1
5	3	2	1	8	9	4	6	7

#11

1	3	7	8	6	9	5	2	4
6	2	8	4	5	1	9	3	7
4	9	5	7	2	3	1	6	8
5	1	4	2	3	7	6	8	9
3	7	2	9	8	6	4	5	1
9	8	6	5	1	4	3	7	2
7	5	3	1	4	2	8	9	6
2	6	1	3	9	8	7	4	5
8	4	9	6	7	5	2	1	3

#12

1	3	7	6	2	8	4	5	9
5	9	8	4	3	1	2	6	7
2	4	6	7	9	5	3	8	1
9	2	3	5	7	6	1	4	8
4	8	5	9	1	2	7	3	6
7	6	1	8	4	3	9	2	5
3	5	2	1	8	7	6	9	4
8	1	4	2	6	9	5	7	3
6	7	9	3	5	4	8	1	2

#13

3	1	6	2	4	9	7	5	8
7	4	2	1	5	8	6	9	3
8	9	5	3	6	7	1	4	2
2	8	1	4	7	5	3	6	9
5	3	9	6	8	2	4	1	7
6	7	4	9	1	3	8	2	5
9	6	7	8	2	1	5	3	4
1	2	8	5	3	4	9	7	6
4	5	3	7	9	6	2	8	1

#14

7	4	2	8	9	3	5	1	6
8	3	1	6	4	5	7	2	9
5	6	9	1	2	7	8	4	3
3	2	4	9	5	8	6	7	1
1	8	7	2	6	4	9	3	5
6	9	5	3	7	1	2	8	4
9	5	8	4	3	2	1	6	7
2	7	3	5	1	6	4	9	8
4	1	6	7	8	9	3	5	2

#15

7	1	3	2	8	4	9	6	5
2	9	5	6	3	7	1	8	4
4	6	8	5	1	9	2	3	7
8	3	7	9	5	1	4	2	6
6	4	9	8	7	2	5	1	3
5	2	1	3	4	6	8	7	9
9	5	6	1	2	3	7	4	8
3	7	2	4	9	8	6	5	1
1	8	4	7	6	5	3	9	2

#16

2	5	8	3	7	1	6	4	9
1	4	7	8	9	6	2	3	5
3	6	9	2	4	5	1	8	7
7	2	6	5	3	4	8	9	1
4	1	3	9	8	7	5	2	6
9	8	5	1	6	2	4	7	3
6	7	2	4	5	9	3	1	8
5	3	1	7	2	8	9	6	4
8	9	4	6	1	3	7	5	2

#17

1	5	7	2	9	6	8	4	3
2	8	9	5	4	3	1	7	6
4	6	3	8	7	1	9	2	5
5	4	6	7	3	8	2	1	9
3	2	1	4	5	9	7	6	8
9	7	8	6	1	2	5	3	4
8	3	4	9	2	7	6	5	1
6	1	2	3	8	5	4	9	7
7	9	5	1	6	4	3	8	2

#18

6	9	2	1	8	4	7	3	5
1	5	8	3	2	7	9	6	4
3	7	4	5	6	9	2	1	8
4	3	6	8	9	1	5	7	2
8	1	7	2	3	5	4	9	6
5	2	9	7	4	6	1	8	3
2	8	5	9	7	3	6	4	1
9	4	1	6	5	8	3	2	7
7	6	3	4	1	2	8	5	9

#19

8	2	5	1	7	3	4	9	6
4	1	9	8	2	6	3	7	5
6	7	3	4	9	5	8	1	2
9	4	6	7	5	2	1	8	3
3	8	7	6	1	9	2	5	4
1	5	2	3	8	4	7	6	9
7	6	4	5	3	8	9	2	1
5	9	1	2	4	7	6	3	8
2	3	8	9	6	1	5	4	7

#20

3	7	1	5	2	4	6	9	8
8	4	5	9	6	1	3	2	7
9	2	6	3	8	7	4	1	5
2	6	9	7	4	3	5	8	1
1	3	4	2	5	8	9	7	6
5	8	7	1	9	6	2	4	3
4	1	3	6	7	2	8	5	9
6	5	8	4	1	9	7	3	2
7	9	2	8	3	5	1	6	4

#21

6	2	7	4	1	9	3	8	5
4	5	8	6	3	2	7	9	1
9	3	1	8	5	7	4	2	6
3	6	4	5	9	1	8	7	2
5	7	9	2	6	8	1	4	3
1	8	2	3	7	4	5	6	9
8	9	3	1	4	6	2	5	7
7	4	5	9	2	3	6	1	8
2	1	6	7	8	5	9	3	4

#22

5	9	1	8	7	4	6	2	3
3	2	6	5	1	9	7	8	4
7	4	8	6	2	3	5	1	9
9	1	2	4	8	6	3	5	7
8	5	4	2	3	7	9	6	1
6	3	7	1	9	5	8	4	2
1	8	3	7	6	2	4	9	5
4	6	9	3	5	1	2	7	8
2	7	5	9	4	8	1	3	6

#23

7	4	1	5	6	9	2	8	3
9	3	6	7	8	2	5	4	1
5	8	2	1	3	4	6	7	9
8	1	5	4	9	3	7	2	6
4	6	9	2	5	7	3	1	8
3	2	7	6	1	8	4	9	5
6	7	8	9	4	5	1	3	2
1	9	4	3	2	6	8	5	7
2	5	3	8	7	1	9	6	4

#24

3	8	1	7	9	4	6	2	5
6	2	7	3	8	5	4	9	1
9	5	4	1	2	6	3	8	7
8	1	3	2	4	9	5	7	6
5	4	2	8	6	7	9	1	3
7	9	6	5	3	1	8	4	2
4	3	8	6	7	2	1	5	9
1	7	9	4	5	3	2	6	8
2	6	5	9	1	8	7	3	4

#25

3	5	6	7	2	8	4	9	1
9	8	2	1	3	4	7	5	6
4	7	1	9	6	5	2	3	8
2	9	5	6	4	1	8	7	3
7	6	3	8	9	2	5	1	4
8	1	4	3	5	7	9	6	2
1	2	8	5	7	6	3	4	9
6	3	7	4	8	9	1	2	5
5	4	9	2	1	3	6	8	7

#26

6	4	1	5	2	7	8	3	9
5	3	2	4	9	8	7	6	1
8	9	7	6	3	1	5	4	2
1	6	3	8	5	4	2	9	7
4	8	5	9	7	2	3	1	6
7	2	9	1	6	3	4	5	8
9	7	8	3	1	5	6	2	4
3	1	4	2	8	6	9	7	5
2	5	6	7	4	9	1	8	3

#27

2	9	1	5	7	8	3	6	4
4	6	8	3	2	9	1	7	5
5	3	7	4	6	1	9	2	8
9	2	4	7	3	5	6	8	1
7	1	6	9	8	4	2	5	3
8	5	3	6	1	2	4	9	7
1	4	9	2	5	7	8	3	6
6	8	5	1	9	3	7	4	2
3	7	2	8	4	6	5	1	9

#28

6	5	2	1	4	9	8	7	3
1	9	7	8	3	2	6	5	4
8	4	3	7	5	6	9	2	1
9	3	8	4	1	5	2	6	7
2	6	5	9	7	3	1	4	8
7	1	4	6	2	8	5	3	9
5	2	1	3	9	7	4	8	6
3	8	9	5	6	4	7	1	2
4	7	6	2	8	1	3	9	5

#29

3	5	1	4	6	2	9	8	7
8	9	2	7	5	1	6	4	3
4	7	6	8	3	9	5	1	2
1	3	7	9	2	6	8	5	4
5	2	8	1	4	3	7	9	6
9	6	4	5	7	8	2	3	1
2	1	3	6	9	5	4	7	8
6	4	9	3	8	7	1	2	5
7	8	5	2	1	4	3	6	9

#30

5	7	3	9	2	6	4	8	1
4	9	8	1	3	7	5	6	2
2	1	6	5	8	4	3	7	9
8	5	1	3	9	2	7	4	6
6	3	9	7	4	5	2	1	8
7	4	2	8	6	1	9	3	5
1	6	7	4	5	9	8	2	3
9	8	4	2	1	3	6	5	7
3	2	5	6	7	8	1	9	4

#31

8	5	4	2	9	1	3	6	7
2	3	6	4	5	7	1	9	8
1	9	7	6	8	3	2	5	4
4	1	3	7	2	5	9	8	6
6	7	8	9	3	4	5	1	2
5	2	9	8	1	6	7	4	3
7	8	2	1	6	9	4	3	5
3	6	1	5	4	2	8	7	9
9	4	5	3	7	8	6	2	1

#32

7	6	5	3	1	2	9	4	8
3	9	4	8	7	6	2	5	1
8	2	1	9	5	4	7	6	3
4	7	3	2	6	8	5	1	9
6	5	8	1	4	9	3	2	7
2	1	9	7	3	5	4	8	6
5	3	7	6	2	1	8	9	4
9	4	6	5	8	3	1	7	2
1	8	2	4	9	7	6	3	5

#33

7	6	4	3	8	2	5	1	9
1	8	2	6	9	5	7	3	4
9	3	5	4	1	7	2	6	8
3	9	1	7	6	8	4	2	5
4	5	6	2	3	9	1	8	7
8	2	7	5	4	1	6	9	3
2	4	9	8	7	6	3	5	1
6	7	8	1	5	3	9	4	2
5	1	3	9	2	4	8	7	6

#34

9	3	5	6	4	1	8	7	2
1	4	7	3	8	2	5	6	9
2	6	8	5	9	7	4	3	1
5	9	4	7	1	6	3	2	8
8	2	6	9	3	4	1	5	7
3	7	1	8	2	5	6	9	4
6	5	2	1	7	8	9	4	3
7	1	9	4	6	3	2	8	5
4	8	3	2	5	9	7	1	6

#35

1	4	2	8	3	9	6	7	5
5	8	3	7	6	2	9	1	4
6	9	7	4	1	5	2	3	8
9	1	8	3	5	7	4	6	2
7	5	6	2	8	4	3	9	1
2	3	4	6	9	1	8	5	7
8	7	9	1	4	6	5	2	3
3	2	5	9	7	8	1	4	6
4	6	1	5	2	3	7	8	9

#36

4	7	3	2	1	6	9	8	5
6	8	5	9	4	7	3	1	2
9	2	1	3	5	8	6	7	4
7	1	2	6	3	5	8	4	9
3	4	6	8	9	2	7	5	1
8	5	9	4	7	1	2	3	6
1	9	4	7	2	3	5	6	8
2	6	7	5	8	4	1	9	3
5	3	8	1	6	9	4	2	7

#37

4	1	6	5	2	9	3	7	8
5	2	8	7	3	1	9	4	6
7	9	3	6	8	4	1	5	2
9	3	7	2	4	8	6	1	5
2	4	5	9	1	6	7	8	3
6	8	1	3	5	7	4	2	9
1	6	2	4	9	5	8	3	7
8	5	9	1	7	3	2	6	4
3	7	4	8	6	2	5	9	1

#38

8	7	4	9	5	3	1	2	6
9	5	2	1	4	6	7	3	8
6	3	1	7	8	2	9	4	5
7	2	6	4	3	8	5	9	1
5	1	9	6	2	7	4	8	3
4	8	3	5	9	1	6	7	2
2	4	7	3	1	5	8	6	9
1	6	8	2	7	9	3	5	4
3	9	5	8	6	4	2	1	7

#39

4	7	2	6	5	9	3	1	8
5	3	9	7	1	8	2	4	6
1	6	8	4	2	3	9	7	5
3	8	6	1	4	7	5	2	9
7	2	1	9	3	5	6	8	4
9	5	4	2	8	6	1	3	7
2	1	5	8	9	4	7	6	3
8	9	7	3	6	1	4	5	2
6	4	3	5	7	2	8	9	1

#40

2	3	1	6	4	7	8	5	9
5	7	8	3	1	9	4	2	6
6	4	9	8	2	5	7	1	3
9	1	2	7	8	3	6	4	5
3	8	4	2	5	6	9	7	1
7	5	6	4	9	1	2	3	8
4	2	5	1	6	8	3	9	7
8	9	7	5	3	4	1	6	2
1	6	3	9	7	2	5	8	4

#41

3	4	2	6	9	5	7	8	1
9	1	5	2	7	8	4	6	3
6	8	7	3	4	1	2	9	5
8	3	1	7	5	4	6	2	9
5	6	4	8	2	9	3	1	7
7	2	9	1	6	3	8	5	4
1	9	6	4	8	7	5	3	2
2	7	3	5	1	6	9	4	8
4	5	8	9	3	2	1	7	6

#42

1	8	9	4	6	2	7	5	3
5	2	4	3	7	9	6	1	8
7	3	6	1	8	5	9	2	4
2	6	5	8	1	3	4	7	9
4	9	3	2	5	7	8	6	1
8	7	1	9	4	6	5	3	2
9	4	7	5	3	1	2	8	6
3	5	8	6	2	4	1	9	7
6	1	2	7	9	8	3	4	5

#43

8	7	9	4	5	3	6	1	2
3	5	6	1	7	2	9	8	4
2	1	4	9	6	8	7	3	5
7	8	1	2	4	5	3	6	9
6	9	2	3	8	7	5	4	1
4	3	5	6	1	9	8	2	7
1	4	3	5	9	6	2	7	8
5	2	7	8	3	1	4	9	6
9	6	8	7	2	4	1	5	3

#44

4	3	2	7	8	6	1	5	9
1	9	8	5	3	4	2	7	6
5	7	6	1	9	2	4	8	3
8	6	3	2	1	5	7	9	4
2	5	7	8	4	9	3	6	1
9	4	1	3	6	7	5	2	8
3	2	4	9	7	8	6	1	5
6	8	5	4	2	1	9	3	7
7	1	9	6	5	3	8	4	2

#45

1	4	7	6	2	9	5	8	3
3	6	8	4	1	5	9	2	7
5	2	9	8	7	3	1	6	4
4	7	2	3	5	6	8	9	1
8	5	3	1	9	4	2	7	6
6	9	1	2	8	7	4	3	5
9	8	5	7	6	1	3	4	2
2	3	6	5	4	8	7	1	9
7	1	4	9	3	2	6	5	8

#46

9	3	1	6	2	8	5	7	4
8	7	2	4	9	5	3	6	1
5	4	6	7	1	3	8	9	2
2	6	8	3	5	1	7	4	9
7	9	3	8	4	6	2	1	5
1	5	4	9	7	2	6	3	8
4	8	9	5	6	7	1	2	3
6	1	5	2	3	9	4	8	7
3	2	7	1	8	4	9	5	6

#47

6	3	4	5	1	8	9	2	7
2	8	7	6	9	4	3	5	1
9	1	5	7	2	3	4	6	8
4	6	8	9	7	2	5	1	3
5	7	1	8	3	6	2	4	9
3	9	2	4	5	1	8	7	6
7	4	6	2	8	9	1	3	5
8	2	3	1	6	5	7	9	4
1	5	9	3	4	7	6	8	2

#48

3	1	6	4	2	8	9	7	5
4	8	9	6	7	5	1	3	2
5	2	7	3	9	1	8	6	4
9	6	4	1	3	2	5	8	7
2	3	5	7	8	4	6	1	9
1	7	8	9	5	6	2	4	3
8	5	3	2	6	7	4	9	1
7	4	2	8	1	9	3	5	6
6	9	1	5	4	3	7	2	8

#49

9	1	7	4	2	6	3	5	8
3	2	4	7	8	5	6	9	1
8	6	5	1	3	9	4	7	2
5	4	9	3	1	2	8	6	7
6	8	2	5	4	7	9	1	3
7	3	1	6	9	8	2	4	5
1	9	8	2	5	4	7	3	6
2	7	3	9	6	1	5	8	4
4	5	6	8	7	3	1	2	9

#50

7	2	5	4	6	9	1	3	8
6	3	9	8	1	5	7	4	2
4	1	8	2	7	3	9	5	6
2	9	1	3	4	7	8	6	5
5	8	4	6	9	1	2	7	3
3	6	7	5	2	8	4	9	1
8	7	6	9	5	2	3	1	4
1	4	2	7	3	6	5	8	9
9	5	3	1	8	4	6	2	7

#51

9	7	1	2	4	5	8	3	6
8	2	3	1	7	6	9	5	4
4	5	6	8	9	3	2	7	1
1	9	2	7	6	8	3	4	5
7	8	5	4	3	1	6	2	9
3	6	4	9	5	2	7	1	8
5	3	8	6	2	4	1	9	7
2	1	7	5	8	9	4	6	3
6	4	9	3	1	7	5	8	2

#52

4	9	3	2	5	1	7	8	6
7	2	5	8	9	6	3	1	4
6	1	8	7	4	3	5	2	9
9	7	1	3	8	4	6	5	2
3	6	4	1	2	5	9	7	8
8	5	2	6	7	9	4	3	1
5	8	9	4	3	2	1	6	7
2	3	6	9	1	7	8	4	5
1	4	7	5	6	8	2	9	3

#53

2	8	9	7	5	1	4	6	3
7	4	1	6	9	3	8	2	5
6	3	5	2	4	8	1	9	7
4	2	3	8	7	6	9	5	1
9	1	7	3	2	5	6	8	4
5	6	8	9	1	4	3	7	2
3	5	2	1	6	9	7	4	8
1	9	4	5	8	7	2	3	6
8	7	6	4	3	2	5	1	9

#54

3	9	4	6	5	1	7	2	8
5	8	1	4	7	2	9	6	3
7	2	6	8	3	9	1	5	4
1	3	2	7	8	6	5	4	9
8	6	7	5	9	4	3	1	2
9	4	5	1	2	3	6	8	7
2	1	8	3	6	7	4	9	5
6	7	9	2	4	5	8	3	1
4	5	3	9	1	8	2	7	6

#55

4	8	2	9	7	1	5	6	3
7	9	3	6	5	2	1	4	8
1	6	5	8	4	3	7	9	2
6	4	7	3	8	5	9	2	1
5	2	8	4	1	9	3	7	6
9	3	1	2	6	7	4	8	5
2	5	4	7	3	8	6	1	9
3	7	9	1	2	6	8	5	4
8	1	6	5	9	4	2	3	7

#56

1	6	2	4	3	7	5	9	8
8	7	5	2	1	9	6	4	3
9	4	3	8	5	6	2	7	1
4	9	7	6	8	2	1	3	5
5	2	8	1	4	3	9	6	7
3	1	6	9	7	5	4	8	2
7	8	1	5	9	4	3	2	6
2	5	9	3	6	8	7	1	4
6	3	4	7	2	1	8	5	9

#57

7	4	8	5	1	2	6	9	3
6	3	2	7	4	9	1	8	5
5	9	1	3	8	6	4	7	2
3	1	4	8	9	7	2	5	6
2	8	5	4	6	3	7	1	9
9	6	7	1	2	5	8	3	4
1	2	3	6	5	8	9	4	7
4	7	6	9	3	1	5	2	8
8	5	9	2	7	4	3	6	1

#58

5	9	6	1	8	3	2	7	4
1	8	4	7	2	6	9	3	5
3	2	7	5	9	4	1	6	8
6	7	9	4	5	8	3	1	2
8	3	1	6	7	2	5	4	9
2	4	5	3	1	9	6	8	7
9	6	2	8	3	7	4	5	1
7	5	3	2	4	1	8	9	6
4	1	8	9	6	5	7	2	3

#59

8	3	4	1	6	7	9	5	2
1	6	9	2	8	5	3	4	7
2	5	7	4	3	9	1	6	8
3	1	5	6	4	2	8	7	9
6	9	8	3	7	1	4	2	5
4	7	2	9	5	8	6	3	1
9	4	1	7	2	6	5	8	3
7	8	3	5	1	4	2	9	6
5	2	6	8	9	3	7	1	4

#60

1	7	3	2	5	9	8	6	4
9	2	4	3	6	8	1	7	5
6	5	8	4	1	7	3	2	9
3	9	1	5	2	6	7	4	8
2	4	5	8	7	3	6	9	1
7	8	6	1	9	4	2	5	3
5	1	7	9	8	2	4	3	6
4	6	9	7	3	1	5	8	2
8	3	2	6	4	5	9	1	7

#61

9	3	1	2	5	8	6	7	4
6	2	5	4	7	3	1	9	8
4	8	7	1	9	6	3	5	2
7	6	3	8	1	2	5	4	9
5	9	8	3	4	7	2	1	6
2	1	4	9	6	5	8	3	7
8	7	2	5	3	4	9	6	1
1	5	6	7	2	9	4	8	3
3	4	9	6	8	1	7	2	5

#62

6	1	4	7	5	2	9	8	3
7	5	8	3	4	9	2	6	1
9	3	2	1	8	6	5	7	4
2	8	1	6	9	7	3	4	5
5	6	7	4	1	3	8	2	9
3	4	9	5	2	8	6	1	7
8	7	6	9	3	1	4	5	2
4	2	3	8	7	5	1	9	6
1	9	5	2	6	4	7	3	8

#63

8	4	3	5	1	2	6	7	9
6	1	7	4	3	9	5	8	2
2	9	5	7	6	8	4	3	1
9	7	4	2	8	3	1	6	5
5	3	6	9	7	1	8	2	4
1	2	8	6	4	5	3	9	7
3	5	2	1	9	6	7	4	8
7	8	1	3	2	4	9	5	6
4	6	9	8	5	7	2	1	3

#64

5	8	7	9	1	3	2	6	4
1	4	9	2	6	8	3	7	5
6	3	2	7	5	4	8	9	1
7	1	5	3	2	9	6	4	8
4	2	8	5	7	6	9	1	3
9	6	3	8	4	1	5	2	7
8	5	1	6	9	7	4	3	2
3	7	6	4	8	2	1	5	9
2	9	4	1	3	5	7	8	6

#65

1	7	2	8	5	4	3	9	6
9	4	3	6	2	1	7	8	5
6	8	5	7	9	3	2	4	1
3	5	6	2	1	8	4	7	9
4	9	8	3	7	6	1	5	2
7	2	1	5	4	9	8	6	3
5	6	7	4	3	2	9	1	8
8	3	9	1	6	7	5	2	4
2	1	4	9	8	5	6	3	7

#66

9	4	2	1	8	7	6	5	3
5	6	1	2	4	3	9	7	8
7	3	8	5	6	9	1	2	4
8	7	9	4	3	1	2	6	5
1	5	6	9	2	8	3	4	7
4	2	3	6	7	5	8	1	9
6	8	7	3	1	4	5	9	2
3	1	5	7	9	2	4	8	6
2	9	4	8	5	6	7	3	1

#67

3	1	8	9	5	6	4	7	2
6	2	4	7	1	8	3	5	9
9	7	5	3	4	2	1	6	8
2	3	7	4	6	9	8	1	5
5	9	6	1	8	3	2	4	7
8	4	1	2	7	5	9	3	6
1	5	9	8	3	7	6	2	4
4	6	2	5	9	1	7	8	3
7	8	3	6	2	4	5	9	1

#68

2	7	9	6	1	3	5	4	8
6	5	1	7	8	4	3	9	2
8	3	4	5	9	2	6	1	7
5	1	8	4	6	9	7	2	3
4	6	3	2	7	8	1	5	9
9	2	7	1	3	5	8	6	4
7	9	5	3	2	6	4	8	1
3	8	6	9	4	1	2	7	5
1	4	2	8	5	7	9	3	6

#69

9	1	7	5	4	2	6	3	8
4	6	8	7	9	3	5	1	2
3	5	2	6	8	1	7	4	9
8	4	5	1	2	9	3	7	6
1	3	6	8	5	7	2	9	4
7	2	9	3	6	4	8	5	1
2	7	3	4	1	6	9	8	5
5	9	1	2	3	8	4	6	7
6	8	4	9	7	5	1	2	3

#70

7	3	5	8	2	1	9	4	6
1	8	4	3	9	6	2	7	5
2	6	9	4	5	7	8	1	3
8	5	2	1	4	9	3	6	7
9	7	3	6	8	5	4	2	1
6	4	1	2	7	3	5	9	8
3	9	7	5	6	4	1	8	2
4	1	8	7	3	2	6	5	9
5	2	6	9	1	8	7	3	4

#71

8	3	2	1	6	7	9	5	4
9	4	5	2	3	8	6	1	7
7	1	6	5	9	4	3	8	2
5	6	1	3	7	2	8	4	9
3	2	7	8	4	9	1	6	5
4	9	8	6	5	1	2	7	3
6	8	4	9	2	5	7	3	1
2	5	3	7	1	6	4	9	8
1	7	9	4	8	3	5	2	6

#72

2	9	4	3	5	7	1	8	6
8	5	6	9	1	2	4	7	3
1	7	3	6	8	4	2	9	5
4	1	8	5	6	9	7	3	2
3	2	9	8	7	1	5	6	4
7	6	5	2	4	3	9	1	8
5	8	7	1	2	6	3	4	9
9	4	2	7	3	8	6	5	1
6	3	1	4	9	5	8	2	7

#73

3	1	6	5	8	7	9	2	4
9	5	4	2	1	3	6	8	7
7	2	8	9	6	4	3	5	1
6	3	2	8	9	1	4	7	5
8	7	9	4	3	5	1	6	2
1	4	5	7	2	6	8	9	3
4	9	1	6	7	2	5	3	8
5	8	7	3	4	9	2	1	6
2	6	3	1	5	8	7	4	9

#74

3	4	7	8	5	1	9	2	6
2	8	1	3	9	6	4	5	7
9	6	5	2	7	4	8	3	1
1	5	3	6	8	9	2	7	4
8	2	6	7	4	5	3	1	9
4	7	9	1	2	3	5	6	8
5	3	8	9	6	7	1	4	2
6	9	4	5	1	2	7	8	3
7	1	2	4	3	8	6	9	5

#75

6	2	3	7	5	8	1	9	4
4	7	9	2	3	1	6	8	5
1	8	5	6	9	4	3	2	7
5	9	7	1	8	2	4	3	6
2	3	4	9	6	5	7	1	8
8	1	6	4	7	3	9	5	2
3	6	8	5	4	9	2	7	1
7	5	2	3	1	6	8	4	9
9	4	1	8	2	7	5	6	3

#76

7	5	4	3	2	1	9	6	8
1	9	2	4	8	6	7	5	3
8	3	6	5	7	9	4	1	2
2	4	7	1	5	8	6	3	9
9	8	1	6	4	3	5	2	7
5	6	3	7	9	2	8	4	1
6	2	9	8	1	4	3	7	5
4	7	8	2	3	5	1	9	6
3	1	5	9	6	7	2	8	4

#77

3	9	5	8	1	7	6	2	4
7	6	1	9	2	4	8	3	5
4	8	2	6	3	5	7	9	1
6	5	3	2	7	1	4	8	9
9	1	7	3	4	8	5	6	2
8	2	4	5	6	9	3	1	7
5	3	6	4	9	2	1	7	8
2	7	8	1	5	3	9	4	6
1	4	9	7	8	6	2	5	3

#78

7	1	9	8	2	4	5	6	3
2	6	3	5	1	9	4	8	7
5	8	4	7	3	6	1	9	2
8	7	6	3	4	5	9	2	1
4	2	1	6	9	8	3	7	5
3	9	5	1	7	2	6	4	8
6	3	7	9	8	1	2	5	4
9	4	8	2	5	3	7	1	6
1	5	2	4	6	7	8	3	9

#79

3	9	7	2	8	5	4	6	1
4	5	1	6	9	3	2	8	7
2	8	6	4	1	7	3	9	5
8	1	4	7	6	9	5	2	3
6	2	5	3	4	8	1	7	9
7	3	9	5	2	1	6	4	8
5	7	2	8	3	4	9	1	6
1	6	8	9	5	2	7	3	4
9	4	3	1	7	6	8	5	2

#80

3	9	2	5	4	6	7	1	8
4	8	5	7	3	1	9	2	6
6	1	7	9	8	2	4	3	5
5	4	1	2	6	9	8	7	3
8	2	9	3	1	7	6	5	4
7	3	6	8	5	4	1	9	2
2	6	3	1	7	8	5	4	9
9	7	4	6	2	5	3	8	1
1	5	8	4	9	3	2	6	7

#81

6	5	4	8	7	1	3	9	2
1	8	3	5	2	9	7	4	6
2	9	7	6	3	4	5	8	1
5	4	1	7	9	8	6	2	3
7	2	6	1	4	3	8	5	9
8	3	9	2	5	6	1	7	4
4	1	2	3	8	5	9	6	7
9	6	5	4	1	7	2	3	8
3	7	8	9	6	2	4	1	5

#82

1	9	5	2	7	8	6	4	3
6	7	8	3	4	1	9	2	5
2	3	4	5	9	6	8	7	1
8	1	7	6	5	4	2	3	9
9	4	3	8	2	7	1	5	6
5	6	2	1	3	9	7	8	4
3	8	9	7	6	5	4	1	2
7	5	6	4	1	2	3	9	8
4	2	1	9	8	3	5	6	7

#83

1	9	5	4	7	2	8	6	3
2	7	8	6	1	3	5	9	4
3	4	6	9	5	8	7	2	1
8	6	2	3	4	1	9	5	7
7	3	9	5	8	6	4	1	2
5	1	4	2	9	7	6	3	8
4	2	7	1	6	5	3	8	9
6	8	3	7	2	9	1	4	5
9	5	1	8	3	4	2	7	6

#84

8	9	7	6	4	5	1	3	2
5	4	1	2	3	7	8	9	6
6	3	2	8	9	1	7	4	5
4	6	8	3	5	2	9	1	7
2	7	9	4	1	8	6	5	3
1	5	3	7	6	9	2	8	4
9	1	4	5	7	6	3	2	8
3	2	6	1	8	4	5	7	9
7	8	5	9	2	3	4	6	1

#85

1	8	5	2	7	4	9	6	3
4	3	7	9	6	1	2	8	5
2	9	6	3	5	8	1	7	4
5	4	3	8	1	6	7	2	9
7	2	8	5	3	9	4	1	6
6	1	9	4	2	7	3	5	8
8	6	4	1	9	2	5	3	7
3	7	2	6	4	5	8	9	1
9	5	1	7	8	3	6	4	2

#86

2	5	6	3	9	8	1	7	4
3	1	7	4	2	6	9	8	5
8	4	9	7	5	1	6	2	3
9	2	4	6	3	7	5	1	8
1	6	5	8	4	9	2	3	7
7	8	3	2	1	5	4	9	6
5	7	2	9	6	3	8	4	1
6	9	8	1	7	4	3	5	2
4	3	1	5	8	2	7	6	9

#87

1	8	3	2	9	6	7	5	4
5	2	7	3	1	4	9	6	8
9	6	4	7	8	5	3	1	2
7	1	9	4	3	8	5	2	6
2	5	6	9	7	1	8	4	3
3	4	8	5	6	2	1	9	7
6	7	1	8	4	9	2	3	5
4	3	5	1	2	7	6	8	9
8	9	2	6	5	3	4	7	1

#88

6	7	9	3	8	4	2	5	1
8	5	3	1	2	7	9	6	4
4	1	2	6	5	9	7	3	8
1	2	8	4	3	6	5	7	9
3	9	6	8	7	5	4	1	2
7	4	5	9	1	2	6	8	3
2	3	7	5	9	1	8	4	6
5	8	4	2	6	3	1	9	7
9	6	1	7	4	8	3	2	5

#89

2	1	7	4	9	6	3	5	8
9	8	6	3	5	2	1	7	4
3	5	4	1	8	7	9	6	2
8	4	5	2	6	9	7	3	1
7	9	2	5	1	3	8	4	6
1	6	3	7	4	8	5	2	9
4	2	9	8	3	5	6	1	7
6	3	1	9	7	4	2	8	5
5	7	8	6	2	1	4	9	3

#90

2	6	1	5	9	8	4	7	3
8	3	7	2	4	6	9	1	5
5	4	9	3	1	7	2	8	6
7	1	5	9	3	2	8	6	4
9	8	3	6	5	4	7	2	1
4	2	6	7	8	1	3	5	9
1	5	2	4	7	3	6	9	8
3	7	8	1	6	9	5	4	2
6	9	4	8	2	5	1	3	7

#91

9	1	4	5	7	2	3	8	6
5	7	6	3	4	8	9	1	2
8	3	2	1	9	6	5	7	4
2	9	3	8	6	4	7	5	1
6	5	1	2	3	7	4	9	8
7	4	8	9	1	5	2	6	3
1	6	9	4	5	3	8	2	7
3	8	7	6	2	9	1	4	5
4	2	5	7	8	1	6	3	9

#92

8	5	2	9	6	3	4	7	1
1	4	9	2	7	8	5	3	6
7	3	6	1	5	4	9	8	2
2	8	4	7	1	6	3	9	5
6	1	3	4	9	5	7	2	8
5	9	7	8	3	2	1	6	4
4	2	5	3	8	7	6	1	9
9	7	8	6	4	1	2	5	3
3	6	1	5	2	9	8	4	7

#93

7	8	1	3	5	4	9	2	6
2	3	5	9	7	6	1	4	8
4	6	9	2	1	8	7	5	3
8	9	2	7	6	1	5	3	4
6	1	7	5	4	3	2	8	9
5	4	3	8	2	9	6	7	1
1	5	8	4	9	7	3	6	2
9	7	4	6	3	2	8	1	5
3	2	6	1	8	5	4	9	7

#94

6	2	7	8	9	3	4	5	1
5	3	1	7	6	4	2	9	8
8	9	4	2	1	5	3	6	7
3	5	2	1	8	9	7	4	6
4	8	6	5	7	2	1	3	9
1	7	9	4	3	6	8	2	5
9	1	3	6	4	7	5	8	2
7	4	5	9	2	8	6	1	3
2	6	8	3	5	1	9	7	4

#95

9	7	4	1	6	5	2	3	8
3	1	2	9	8	7	5	4	6
6	5	8	4	2	3	1	9	7
4	2	1	8	3	6	9	7	5
5	6	7	2	4	9	8	1	3
8	9	3	5	7	1	4	6	2
1	4	6	3	5	2	7	8	9
2	3	9	7	1	8	6	5	4
7	8	5	6	9	4	3	2	1

#96

4	5	6	3	2	7	8	1	9
1	7	3	8	6	9	4	5	2
9	8	2	1	5	4	6	3	7
6	3	1	2	4	8	7	9	5
5	9	8	6	7	1	3	2	4
7	2	4	5	9	3	1	8	6
2	1	5	4	8	6	9	7	3
8	4	9	7	3	2	5	6	1
3	6	7	9	1	5	2	4	8

#97

1	5	9	2	3	7	6	4	8
7	6	4	8	1	9	3	5	2
8	2	3	4	6	5	9	1	7
5	7	6	3	8	4	2	9	1
3	9	8	1	5	2	4	7	6
4	1	2	9	7	6	5	8	3
9	4	1	6	2	8	7	3	5
2	3	7	5	4	1	8	6	9
6	8	5	7	9	3	1	2	4

#98

3	8	7	6	4	2	5	9	1
5	6	4	8	9	1	2	7	3
9	1	2	5	3	7	6	8	4
4	5	1	9	2	6	7	3	8
8	7	3	4	1	5	9	6	2
2	9	6	3	7	8	4	1	5
6	2	8	1	5	9	3	4	7
7	4	9	2	8	3	1	5	6
1	3	5	7	6	4	8	2	9

#99

4	9	5	1	6	7	2	3	8
7	8	6	3	9	2	4	5	1
1	2	3	8	5	4	6	9	7
5	7	4	6	2	9	1	8	3
2	1	8	7	4	3	5	6	9
6	3	9	5	8	1	7	2	4
8	6	7	4	3	5	9	1	2
3	4	2	9	1	6	8	7	5
9	5	1	2	7	8	3	4	6

#100

9	7	4	1	8	5	3	6	2
6	1	8	3	7	2	9	4	5
3	5	2	9	6	4	1	7	8
1	2	7	5	3	8	6	9	4
4	8	9	6	1	7	2	5	3
5	6	3	4	2	9	8	1	7
7	3	6	2	5	1	4	8	9
2	9	5	8	4	6	7	3	1
8	4	1	7	9	3	5	2	6

www.ingramcontent.com/pod-product-compliance
Lightning Source LLC
Chambersburg PA
CBHW081723250726
48657CB00010B/3101
* 9 7 9 8 5 7 2 5 3 6 7 6 8 *